AF384422

Les Pneumopathies Typhoïdiques

PAR

Le Docteur Maurice LATY ☼ ⁂

Ancien préparateur de la Faculté de Médecine et de l'Institut Pasteur

d'ALGER

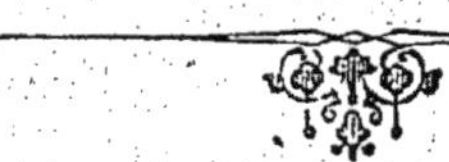

ALGER

IMPRIMERIE GOJOSSO, 5, RUE BRUCE, 5

—

1912

LES

PNEUMOPATHIES TYPHOIDIQUES

PAR

Le Docteur Maurice LATY ⁰ ₀ ₀

Ancien préparateur de la Faculté de Médecine et de l'Institut Pasteur

d'ALGER

ALGER

IMPRIMERIE GOJOSSO, 5, RUE BRUCE, 5

—

1912

UNIVERSITÉ D'ALGER

FACULTÉ MIXTE DE MÉDECINE ET DE PHARMACIE

Doyen.......................MM. CURTILLET (I. ⚜).
Assesseur..................... VINCENT (I. ⚜).

PROFESSEURS

Anatomie .... MM. WEBER (I. ⚜).
Anatomie pathologique et histologie. POUJOL (I. ⚜).
Physiologie .... REY (✻ I. ⚜).
Clinique médicale................ ARDIN-DELTEIL (I. ⚜).
Clinique chirurgicale............. VINCENT (I. ⚜).
Clinique des maladies des pays chauds et des maladies syphilitiques et cutanées............... BRAULT (✻ I. ⚜).
Clinique chirurgicale infantile et d'orthopédie .... CURTILLET (I. ⚜).
Clinique obstétricale.............. ROUVIER (✻ I. ⚜).
Clinique ophtalmologique.......... CANGE (A. ⚜).
Chimie médicale et toxicologie..... MALOSSE (I. ⚜ ⚭).
Physique médicale et biologique.... GUILLEMIN (✻ I. ⚜).
Pharmacie .... BATTANDIER (I. ⚜).
Matière médicale et thérapeutique.. HERAIL (I. ⚜).
Histoire naturelle et médicale...... TRABUT (✻ I. ⚜ Ma.O⚭).
Pathologie générale, microbiologie et parasitologie .... SOULIÉ (I. ⚜).
Hygiène et médecine légale........ CRESPIN (I. ⚜).

CHARGÉS DE COURS

Chimie biologique................ SAMBUC (I. ⚜).

CHARGÉS DES FONCTIONS D'AGRÉGÉS

Chaires d'anatomie et de physiologie MM. LEBLANC (A. ⚜).
Chaires de pathologie et de clinique internes .... (GILLOT (A. ⚜).
(N...
Chaires de pathologie et de clinique externes, et de clinique obstétricale. (E. CABANES (A. ⚜).
(FUSTER.
Chaire d'histoire naturelle......... N...
Chaires de chimie et de physique.. MALOSSE (A. ⚜).
Chaires de pharmacie et de matière médicale .... MUSSO.
Section d'anatomie............... ARGAUD (A. ⚜).

A mon Président de Thèse

M. le Professeur Ardin Delteil

PROFESSEUR DE CLINIQUE MÉDICALE

A LA FACULTÉ DE MÉDECINE D'ALGER

Aux Miens

A mes Amis

A mes Maîtres

AVANT-PROPOS

Obligé par les circonstances à subir nos derniers examens et soutenir notre thèse dans un laps de temps très court, nous n'avons pu traiter comme nous l'eussions désiré le sujet si intéressant qu'avait bien voulu nous conseiller M. le Professeur Ardin-Delteil. Nous lui en témoignons tous nos regrets et comptons sur la bienveillance de nos juges.

M. le Professeur Ardin-Delteil a mis le comble à ses bontés pour nous, en voulant bien accepter la présidence de cette thèse ; qu'il reçoive ici l'expression de notre très vive gratitude.

Nous ne saurions terminer sans assurer nos Maîtres de l'Ecole d'Alger et de la Faculté de Montpellier de notre sincère attachement.

Combien, malheureusement, de disparus durant les nombreuses années qui s'espacent depuis le commenment de nos études.

Qu'ils nous soit permis d'adresser un souvenir reconnaissant et ému aux Maîtres dont nous avons été l'externe et l'interne provisoire à l'Hôpital de Mustapha : MM. les Professeurs Caussanel, Bruck, Gros et Moreau, MM. les Docteurs Battarel et Caussidon.

Les deux années passées comme préparateur des services de la rage et de la vaccination animale de l'ancien Institut Pasteur d'Alger, nous ont permis d'apprécier la grande bonté, l'aménité et les précieux conseils dont nous comblaient des Maîtres trop tôt disparus tels que M. le Professeur Trolard, Directeur, et M. le Docteur Deshayes, chef de service.

Que M. le Professeur Soulié, dont nous avons été l'élève à ce même Institut et à l'Ecole de Médecine, nous permette de l'assurer de notre profonde reconnaissance et de notre sincère attachement pour sa grande indulgence et sa véritable bonté dont il n'a cessé de nous donner des preuves jusqu'à ce jour.

Nous avons, durant deux années aussi, été le préparateur du regretté Docteur Bourlier, Professeur de Thérapeutique à l'Ecole de Médecine d'Alger. Nous n'oublieront jamais les grandes qualités de cœur et d'esprit de ce maître.

Enfin, il nous est très doux de pouvoir remercier profondément M. le Docteur Saliège, Médecin de l'Hôpital de Mustapha, des conseils incessants qu'il nous a prodigués depuis notre enfance. Qu'il reçoive ici l'hommage de notre très amical et respectueux attachement.

A Montpellier, nous avons eu le grand honneur d'être reçu très amicalement dans le service de pédiatrie, par M. le Professeur Baumel ; nous avons, jusqu'ici essayé de mettre à profit l'enseignement pratique que ce maître nous a donné, et nous ne pouvons que lui en garder une sincère reconnaissance.

Nous terminerons en remerciant très sincèrement notre jeune confrère, M. le Docteur Coudray, élève de M. le Professeur Ardin-Delteil, des nombreuses notes et des documents bibliographiques qu'il voulut bien nous confier afin de nous aider à mener à bien la tâche que nous entreprenons ici.

INTRODUCTION

Peu de questions sont aussi compliquées que celle des pneumopathies typhoïdiques.

Comme à **Wagner**, cette question nous a paru tellement complexe qu'il nous semble encore difficile de se faire une opinion exacte sur le caractère de ces complications. Cependant, d'après nos recherches, nous croyons pouvoir, aujourd'hui, tenter un essai classification de ces pneumopathies typhoïdiques.

Il nous paraît, d'ailleurs, que cette question a été embrouillée à plaisir, et que si l'accord n'est pas encore fait actuellement sur ce point, la faute en est aux auteurs.

Ceux-ci, en effet, ont voulu voir chacun dans sa théorie, la seule qui fût exacte.

A la vérité, la plupart de ces théories, et elles sont nombreuses, contiennent des assertions exactes, mais, à notre avis, sont trop exclusives.

Une théorie électique nous a semblé la seule possible à soutenir aujourd'hui.

M. Ardin-Delteil propose de donner le nom de pneumopathies typhoïdiques à toutes les manifestations pulmonaires survenant au début d'une fièvre typhoïde, à son cours, ou à son déclin.

Ces pneumopathies typhoïdiques pourraient se diviser en pneumo-typhus et en pneumopathies du décours ou de la convalescence de la fièvre typhoïde.

1° Pneumo-typhus. — Nous réservons ce nom aux pneumopathies initiales. Ce sont des fièvres typhoïdes à début pulmonaire et à symptomalogie uniquement pulmonaire pendant un certain temps qu'elles revêtent l'allure de la pneumonie franche ou celle d'une congestion pulmonaire.

2° Pneumopathies du décours ou de la convalescence. — Dans l'un ou l'autre de ces deux cas, la symptomalogie et l'anatomie pathologique sont soit celles d'une pneumonie franche (hépatisation), soit celles d'une congestion pulmonaire (splénisation) se comportant cliniquement comme les congestions pulmonaires dites protopathiques (congestion de **Woillez**, congestion pleuropulmonaire de **Potain**, spléno-pneumonie de **Granchet**).

Quant à leur nature, ces pneumopathies paraissent pouvoir relever de plusieurs pathogénies.

1° Pneumopathies Eberthiennes, dues au seul Bacille d'Eberth.

2° Pneumopathies associées, les associations peuvent être Eberthiennes et pneumococciques, pneumococciques pures ou encore colibacillaires, ou streptococciques, ou staphylococciques (Spléno-pneumonie).

Ce sont ces différents points que nous désirons reprendre ici et étudier plus longuement.

Auparavant nous voudrions faire rapidement l'historique de cette question si compliquée.

HISTORIQUE

Nous trouvons le premier exemple de pneumopathie typhoïdique relaté par **Chomel**, en voici le résumé :

« Nous voyons un malade présentant les signes d'une pneumonie vers le cinquième jour d'un état de maladie mal caractérisé ; sept jours plus tard (douzième jour de la maladie) le tableau clinique devenait nettement typhique et encore sept jours plus tard (dix-neuvième jour de la maladie) le malade décédait.

L'autopsie put être pratiquée et une douzaine de plaques de **Peyer** sur l'iléon, dont une ulcérée, confirmaient le diagnostic de dothiénenterie.

Quant aux poumons, on trouva le lobe inférieur gauche complètement hépatisé. Le diagnostic fut : pneumonie compliquée secondairement de fièvre typhoïde. »

Dans son Traité de la pneumonie, Grisolle a décrit une pneumonie typhoïdique distincte de la pneumonie compliquant la fièvre typhoïde. Mais cette description est bien floue, et, d'ailleurs, n'a pas été maintenue par cet auteur dans son **Traité de Pathologie Interne.**

Sur 849 typhiques, **Hirsch,** en 1853, a rencontré à Dautzig, durant une épidémie, soixante six pneumonies typhiques.

Rokitansky a donné, en 1842, une très bonne étude anatomo-pathologique des pneumotyphoïdes.

Pour cet auteur, la pneumonie typhique était une localisation primitive du poison typhique semblable aux lésions des plaques de **Peyer.**

Enfin, il faut arriver à **Dietl** (1855) pour avoir une véritable description clinique de cette maladie qu'il dénomma Pneumo-typhus. Nous donnerons cette description plus loin.

Les auteurs français, et surtout **Trousseau,** ont décrit des cas de fièvre typhoïde avec complications thoraciques, mais toutes ces complications étaient bronchitiques et non pneumoniques.

Krenner, Griesinger admettent tous deux le pneumo-typhus, mais le premier de ces auteurs distingue une forme primitive et une forme secondaire de la maladie, d'après le moment de l'apparition des symptômes pneumoniques.

Pour **Gerhardt** (1875), le caractère typhique du pneumotyphus épidémique est hors de doute, bien que la maladie commençât par une pneumonie franche, lobaire, et qu'apparût seulement ensuite une fièvre typhoïde bénigne. Cet auteur concluait à la prédisposition spéciale du jeune âge, à la pneumotyphoïde, et il était amené à cette conclusion erronée, à notre avis, par la fréquence des cas chez des enfants, lors de cette épidémie.

Potain, dans une leçon clinique, décrivait des pneumonies initiales, débutant et évoluant normalement, et cependant marquant l'invasion de la fièvre typhoïde.

Guillermet, dans sa thèse parue en 1878, arrivait aux conclusions suivantes : « La pneumonie véritable est rare au cours de la fièvre typhoïde; le plus souvent, il s'agit de fausses pneumonies lobaires. »

Lépine (de Lyon) ,s'est attaché à vulgariser les notions sur le pneumotyphus. Il y a eu du mérite, car ce ne fut pas une tâche facile. Cet auteur décrit ainsi la pneumotyphoïde : « C'est une pneumonie, d'ailleurs rare, qui marque le début de la fièvre typhoïde et dont les symptômes dépassent souvent, en intensité, les symptômes gastro-intestinaux; si bien que la détermination principale de la fièvre typhoïde semble se faire d'emblée sur le poumon plutôt que sur le tube digestif. »

Polquière (en 1887) a été le premier qui, à l'autopsie, ait trouvé le pneumocoque dans un poumon hépatisé.

Chantemesse et Vidal, ont trouvé le bacille d'Eberth dans le poumon (en culture et en frottis).

Pour **Busquet** (1902) la présence simultanée du bacille d'Eberth et du pneumocoque dans le sang des malades atteints de pneumotyphoïde paraît indiquer que cette affection doit être attribuée à l'association de ces deux états pathogènes, mais que le processus pneumopathique est causé uniquement par le pneumocoque.

Bancel (1903) montre la fréquence avec laquelle le germe typhique séjourne dans le poumon des typhoïdisants.

Ardin-Delteil et **Rimbaud** (1904) publient un cas de pneumotyphoïde dans lequel on trouva, à l'examen complet des crachats, et contre toute attente, non le bacille d'Eberth mais un coli-bacille nettement caractérisable.

Frœnkel admet que dans la pneumotyphoïde il y a association de micro-organismes : Eberth et Talamon-Frœnkel.

Dieulafoy admet que la pneumonie lobaire apparaît à différentes époques de la dothienentérie.

Ces complications sont préparées et quelquefois réalisées (congestion, splénisation) par le bacille typhique, mais la pneumonie est la résultante d'une pneumococcie pure ou associée.

Pour **Grasset** la dénomination de pneumotyphus ne doit pas comprendre toutes les pneumonies lobaires survenant dans le cours de la fièvre typhoïde comme le veut **Galissard de Marignac.**

Il faut réserver ce nom aux cas dans lesquels la maladie est une fièvre typhoïde avec localisation, dès le début, sur le poumon.

De telle sorte que c'est une fièvre typhoïde qui se manifeste symptomatiquement, d'emblée, par tout le tableau clinique de la pneumonie.

Lépine, Germain-Sée partagent cette opinion.

Caussade et Milhit rapportent un cas de pneumotyphoïde au cours de la maladie.

Il s'agit d'une pneumonie congestive d'origine éberthienne dont nous donnerons l'observation résumée plus loin.

Enfin dans une autre observation que nous publierons in-extenso **Ardin-Delteil, Raynaud** et **Coudray**, présentent un cas de pneumonie lobaire du début de la fièvre typhoïde. Le sérodiagnostic est positif avec le sang pris dans une veine du pli du coude. On fait une ponction du poumon et le liquide retiré ensemencé reste stérile. On n'a pas étudié l'agglutination du bacille isolé par le serum de la malade.

Dans le chapitre suivant nous donnerons in-extenso un certain nombre d'observations.

Nous aurons à les reprendre partiellement mais il nous a semblé utile de les réunir en un chapitre distinct avant d'aborder l'étude clinique des pneumopathies typhoïdiques.

OBSERVATION I (inédite)

(avec autorisation de M. le Professeur Ardin-Delteil)

B... Marguerite, 10 ans, française, entre le 18 décembre 1910, salle Claude Bernard, service de M. le professeur Ardin-Delteil.

Cette enfant est malade depuis douze jours (6 décembre environ). **Le début fut lent, progressif,** marqué par de la céphalée, de la courbature, pendant quelques jours, puis, apparition de la fièvre et de la toux, pas d'expectoration, pas de point de côté.

Stupeur légère, asthénie, anorexie.

Poumons, à droite, en avant, en haut, submatité, obscurité respiratoire. Râles sibilants et râles sous-crépitants. Dans le reste du poumon, on ne trouve que de la respiration bronchitique.

En arrière, en haut, sonorité et vibrations normales. Respiration rude; diminution du murmure vésiculaire; petite zone d'atelectasie.

Dans la base, quelques sous-crépitants disséminés, râles sibilants.

A gauche, en avant et en arrière, on ne trouve qu'une respiration bronchitique. En somme : congestion du sommet droit, en avant, bronchite dans le reste des poumons.

Cœur. — Légère tachycardie. Le premier bruit est sourd. Pouls : 108.

Langue : saburrale au milieu, rouge à la pointe et sur les bords. Humide.

Abdomen : Pas de météorisme. Pas de douleur dans la fosse iliaque droite. Taches rosées suspectes en arrière.

Foie : un peu gros, dépasse légèrement, à peine un travers de doigt, les fausses côtes.

Râte : normale.

Urines : rares (950 ᵐ⁷); chargée; ni constipation, ni diarrhée.

Diagnostic : Congestion broncho-pulmonaire. État général indépendant de l'état pulmonaire. Présomption de fièvre typhoïde.

20 décembre. — Mêmes signes pulmonaires. Même état général. Diarrhée. Le séro-diagnostic de Widal est positif à 1/50. L'hémoculture est négative.

22 décembre. — Des signes de bronchite, quoique diminués, persistent toujours. Le premier bruit du cœur est plus assourdi. Tachycardie. Pouls : 116.

On note l'apparition d'une légère douleur dans la fosse iliaque droite. Constipation.

Traitement : camphorate de pyramidon ; spartéine, 0,05 centigrammes.

24 décembre. — La température baisse (aux environs de 38°). La langue se dépouille. Les urines augmentent (1.100 ᵐ⁷).

27 décembre. — A droite, même auscultation, c'est-à-dire que la sonorité est toujours diminuée; les vibrations sont exagérées; râles sous-crépitants et diminution du murmure vésiculaire.

La température est presque à la normale. Pouls : 96. Les urines arrivent à 1.600 ᵐ⁷.

28 décembre. — (22ᵉ jour de la maladie). Apyrexie. La malade entre en convalescence.

30 décembre. — On permet du tapioca.

1ᵉʳ janvier 1911. — La malade mange sept à huit bonbons.

2 janvier. — Après cinq jours d'apyrexie, la courbe remonte.

3 janvier. — Température : 38°5. Le pouls augmente de fréquence, de 92 il passe à 108.

Les urines diminuent, elles passent de 1.600 è 1.400 et à 1.200.

Céphalée; constipation légère; langue saburrale; pas de taches rosées; pas de météorisme; pas de douleur dans la fosse iliaque droite.

Cœur. — Le premier bruit est toujours sourd.

5 janvier. — La rechute de fièvre typhoïde suit son

cours normal, sans répercussion sur l'appareil respiratoire.

OBSERVATION II (inédite)
(avec autorisation de M. le Professeur Ardin-Delteil)

B.... A..., 10 ans, né à Alger, entre le 3 janvier 1911, salle Claude Bernard avec le diagnostic de **broncho-pneumonie.**

D'après les renseignements fournis par ses parents, renseignements souvent contradictoires, nous avons pu établir que, **il y a neuf jours,** (vers le 26 décembre), **brusquement,** la petite malade avait présenté un syndrôme pharyngé, caractérisé par de la dysphagie, une céphalée légère et de la fièvre.

Quelques jours après (nous n'avons pu en faire préciser la date), elle se mit à tousser. A ce moment, elle éprouva une **légère douleur au niveau de son espace de Traube.** Pas d'expectoration. Pas de constipation, ni de diarrhée. La dysphagie avait diminué. Un médecin appelé pose le diagnostic de broncho-pneumonie.

Examen. — Et en effet, à son entrée, à première vue, c'est bien à une pulmonaire qu'on croit avoir affaire. La malade est en proie à une **dyspnée assez marquée.** Respiration : 26. Ses **pommettes** sont **bleutées,** ses **lèvres cyanosées,** signes d'une hématose défectueuse. Enfin, une toux quinteuse secoue, par instants, la petite malade. Elle présente, en outre, un léger degré de stupeur. Température : 39°2 le matin et 41° le soir.

Cependant les signes d'auscultation ne semblent pas expliquer cette élévation de température.

Poumons, à droite, en avant, sommet : sonorité et vibrations exagérées ; râles sibilants et ronflants rares, surtout perçus à la toux ou à l'inspiration forcée ; obscurité respiratoire ; diminution du murmure vésiculaire pas de souffle, pas d'égophonie. A la base, obscurité respiratoire sans changement de la sonorité et des vibrations.

A droite, en arrière, en haut, submatité, vibrations exagérées. Obscurité respiratoire; diminution du murmure vésiculaire, plus marquée qu'en avant ; râles de **déplissements alvéolaires** à la toux. En bas, obscurité respiratiore.

A gauche : dans tout le poumon gauche, aussi bien en avant qu'en arrière, on ne trouve que quelques râles sibilants et ronflants. Partout rudesse respiratoire.

En somme, **congestion broncho-pulmonaire.**

Pharynx : Le voile du palais et les amygdales sont rouges ; ganglions à droite.

Langue : saburrale, mais humide.

Cœur : les bruits sont bien frappés, le premier bruit n'est pas sourd, cependant tachycardie. Pouls : 124. Le pouls est bon, plein, pas dicrote.

Abdomen : pas de taches rosées; pas de douleur dans la fosse iliaque droite ; pas de météorisme.

Foie et rate : normaux.

Urines : rares.

Diagnostic : Congestion broncho-pulmonaire.

Traitement : Potion stimulante ; huile camphrée ; enveloppements humides.

4 janvier. — Les signes stéthoscopiques restent les mêmes. La température se maintient toujours élevée. Il n'y a pas de stupeur, à proprement parler, mais la petite malade est abattue. Pommettes et lèvres toujours cyanosées. Pouls rapide; dyspnée; urines rares; selles molles, jaunâtres. Pas de taches rosées, pas de météorisme.

En présence de ces signes et surtout de l'élévation de la température et du léger degré de stupeur on songe à une fièvre typhoïde possible.

On fait une hémoculture et un séro-diagnostic. Le séro-diagnostic de Widal est positif à 1/100 après une demi-heure.

5 janvier. — Mêmes signes.

Hémoculture. — Le bouillon paraît trouble mais il n'y a pas encore d'éléments microbiens visibles.

Traitement. — Enveloppements humides; potion stimulante; potion à l'oxyde blanc d'antimoine, 2 grammes. La maladie suit son cours normal.

OBSERVATION

Publiée par Ardin-Delteil et Rimbaud (Extrait de la *Presse Médicale*) 6 février 1901

Al... J..., vingt-deux ans, cavalier au 13e chasseurs, entre le vendredi 27 juin à l'hôpital, salle Martin-Tisson, n° 30, dans le service du Professeur Carrieu.

Début. — A eu lieu très brusquement, sans prodromes, il y a trois jours (mardi 24). Le malade a été pris d'un grand frisson, accompagné de tremblement; en même temps, point de côté vif, localisé, désigné du bout du doigt, au-dessous et en dehors du mamelon gauche. Toux fréquente; crachats rosés. Céphalée vague, anorexie, constipation, fièvre (notée à l'infirmerie régimentaire : 39°6 le jeudi matin, et 40°6 le jeudi soir).

Les jours précédents, il n'existait aucun malaise : Al... avait pu faire son service et assister à tous les exercices.

Antécédents personnels : Nuls. Bonne santé antérieure. Rougeole et coqueluche dans l'enfance.

Antécédents héréditaires : Sans particularités saillantes; père et mère vivants et en bonne santé.

Etat actuel : 27 juin. Température : 39°4 matin, 39°1 soir. Malade abattu; face congestionnée; respiration fréquente, 34 à la minute; pouls 92, ample, vibrant; langue sèche, trémulente, sans aspect spécial; toux pénible, fréquente; pas d'expectoration.

L'examen du thorax montre à gauche : en avant, une zone de submatité avec vibrations conservées, respiration rude sans râles; en arrière, les deux tiers du poumon gauche sont normaux; au tiers inférieur, submatité, diminution des vibrations; obscurité du murmure vésiculaire, surtout vers l'aisselle; tout à fait à la base, respiration très obscure, en crans.

Cœur : premier bruit un peu sourd.

Rien du côté de l'abdomen, souple et indolore. Constipation.

Diagnostic : Congestion du lobe inférieur du poumon gauche, avec splénisation.

Traitement : café, lait, rhum, 1 gr. 50 d'ipéca en infusion.

28 juin. — Température : 38°8 matin; 39°6 soir. Même état général; abattement ; facies vultueux; hypérémie conjonctivale; herpès labial, langue sèche, rôtie.

La douleur thoracique existe toujours et s'accompagne de sensisibilité excessive de l'épigastre. Rate normale. Quelques gargouillements dans la fosse iliaque droite, mais pas de douleur à la pression. La toux persiste. Le malade crache peu : crachats rougeâtres. Trente huit respirations à la minute.

Pouls mou, dépressible, bat à 98. Cœur ; bruits sourds. Du côté du thorax. En avant, submatité légère au sommet gauche ; matité au tiers moyen avec diminution des vibrations, respiration obscure, quelques sibilants pendant la toux; espace de Traube libre. En arrière, matité au tiers inférieur, dans un point limité, vers l'aisselle, avec vibrations diminuées et retentissement vocal lointain, crépitants très profonds, quand le malade tousse, et frottements; râles superficiels.

29 juin. — Même état. Température : 39° matin; 39°3 soir.

30 juin. — Même situation. Température : 39°2 matin; 39°8 soir.

Malade très abattu; crachats très colorés, presque rouillés. Constipation persiste. Traces d'albumine dans les urines ; peu de diminution des chlorures. Dans la poitrine, on note en avant, à gauche, une respiration bronchitique avec sibilants, également perçus, mais moins abondants; à droite, en arrière, respiration soufflante lointaine avec bronchophonie. Il est évident qu'il existe, derrière une zone de congestion et de splénisation périphérique, un noyau central profond, d'hépatisation très limitée, dans le lobe inférieur gauche.

1er juillet. — Même abattement. Température : 38°7 matin; 39°8 soir; 40 respirations; pouls 84; crachats fibrineux, adhérents, non aérés, orangés. Une tache **rosée** douteuse se montre sur la paroi abdominale.

La fosse iliaque droite présente toujours des gargouillements, mais n'est pas douloureuse.

Constipation (lavements).

Au poumon : en avant, respiration bronchitique, sibilants et sous-crépitants; en arrière, à la base, submatité, vibrations diminuées, obscurité, sous-crépitants fins et profonds quand le malade tousse.

Cœur : premier bruit, très sourd.

Prescriptions : teinture de kola, teinture de quinquina àà à 5 grammes, dans une potion.

2 juillet. — Abaissement assez brusque de tempéra-

ture : 37°9 matin ; 38°2 soir. En même temps, phénomènes critiques ; sensation de bien-être, disparition du
point de côté, le nombre de respirations descend à 27.
Moiteur générale de la peau. Pouls 80, mou, dicrote.

Au poumon : en avant, respiration rude avec quelques
piaulements (devenus aussi très nets à droite) ; en arrière, la respiration s'entend mieux, elle est rude, avec
râles sous-crépitants plus gros et plus nombreux ; expectoration plus facile ; crachats non colorés.

En opposition avec cette sorte de détente générale et
locale, on note des taches rosées plus nombreuses et très
nettes dans l'hypocondre gauche ; le ventre est tendu ;
la fosse iliaque droite est douloureuse à la pression.
Même constipation.

3 juillet. — La température semble vouloir tomber
tout-à-fait. Le matin on la trouve à 37°3 ; mais le soir
elle remonte à 38°8. Pouls 84. Peau toujours moite.
Constipation.

4 juillet. — Température monte régulièrement et avec
rapidité : matin 38° ; soir 39°. Langue sale, moins sèche,
mais rouge sur les bords, saburrale et jaunâtre au milieu ; tremblottements. Abondante éruption de sudamina
sur le thorax. Taches rosées toujours plus nombreuses.
Abdomen sensible ; gargouillements. empâtement de la
fosse iliaque.

Signes de bronchite bilatérale : en arrière, aux deux
bases, râles d'hypostase, plus nombreux à gauche ; ce
côté reste un peu endolori. Toux bien moins fréquente ;
plus de crachats. Cœur : premier bruit mou, sourd,
voilé. Pouls mou, dicrote ; tension artérielle : 13.

Traitement : Quatre bains de quinze minutes à 30° ;
refroidis à 26°.

5 juillet. — Même état. Température : 38°7 matin ;
40° soir. Pouls 80. Constipation. Lavements bi-quoti-
diens sont continués depuis le début. 4 bains.

6 juillet. — Température : 38°7 matin; 39°4 soir. Pouls 78. Sueurs incessantes. 4 bains.

7 juillet. — Température : 38°3 matin; 39°4 soir. Pouls 78. 4 bains. Moiteur continuelle. Sudamina très abondants.

8 juillet. — Descente en lysis se marque nettement. Température : 38°4 matin; 38°9 soir. Cœur : premier bruit voilé.

9 juillet. — Lysis s'accentue : 37°6 matin; 38°6 soir.

10 juillet. — Température : 36°7 matin; 37°7 soir. La langue se dépouille. Les taches rosées se décolorent et s'effacent. Fosse iliaque moins douloureuse, mais constipation. Trois bains.

11 juillet. — Température : 36°8 matin; 37°2 soir. Pouls 75. Le malade sue abondamment. L'assourdissement des bruits du cœur diminue; premier bruit mieux frappé; les signes pulmonaires sont très atténués. Les taches rosées pâlissent de plus en plus. Trois bains.

12 juillet. — Défervescence complète et définitive. Température : 36°3 matin; 36°8 soir. Deux bains.

Le 14 juillet on supprime les bains; le 15 juillet, laxatif léger (huile de ricin, 15 grammes).

Le 15 on commence à alimenter le malade (potage) et le 21 juillet, il se lève pour la première fois.

Laboratoire : Sérodiagnostic de Widal positif.

Examen des crachats : Pas de bacilles de Koch. Peu de pneumocoques, mais élément dominant = colibacille isolé par la suite.

OBSERVATION IV

(Publiée par Busquet dans la *Revue de Médecine*, 1902)

Soldat V.... 1er Régiment de Zouaves, 22 ans, nous est envoyé le 5 janvier 1899. Cet homme souffrant depuis cinq jours, a été brusquement atteint, la veille, de frisson, courbature violente, brisure générale, fièvre, point de côté à gauche. La céphalalgie est intense, le visage vultueux, le pouls rapide : 105. L'insomnie est complète. La langue est très sale, dépouillée sur ses bords et sèche.

A la base gauche, exagération très nette des vibrations, matité, affaiblissement du murmure vésiculaire, râles crépitants fins en bouffées intermittentes, souffle tubaire, bronchophonie, dypsnée. Respiration : 42. Fièvre élevée.

Diagnostic : pneumonie franche. Traitement symptomatique.

6 janvier. — L'état général est meilleur, le point de côté moins violent, le pouls plus lent : 100; Respiration : 42. Le malade est constipé. En voulant palper le ventre, nous sommes surpris de constater la présence de taches rosées lenticulaires typiques, dans les régions épigastrique et sous-ombilicale. La séro-réaction de Widal est positive à 1/250.

V... n'a jamais été malade; c'est la première fois de sa vie qu'il a de la fièvre.

Diagnostic : Pneumotyphoïde.

Traitement : Digitale, alcool, acétate d'ammoniaque, lait; ventouses, lavements.

7 janvier. — Le point de côté a beaucoup diminué, le souffle s'atténue. Crachats rouillés adhérents (examen bactériologique : pneumocoques abondants, micrococques

divers). Râles sous-crépitants, diarrhée fétide (7 selles).
La langue se dépouille, est moins sèche. Légère excitation cérébrale. Insomnie. Les taches rosées augmentent
de nombre. Pouls : 100. Respiration : 36.

Traitement : bains à 28°. Mêmes médicaments ; lavements avec chloral, 2 grammes.

8 janvier. — Amélioration de tous les symptômes. Le
malade a dormi, il est plus calme. Le point de côté a disparu. Cessation de la dyspnée ; 2 selles diarrhéiques
ocreuses. Abaissement de la température. Pouls : 90;
Respiration : 36.

Sur les parties latérales du tronc et de la poitrine,
surtout au voisinage du creux axillaire, apparaît une
éruption bizarre, sous forme de petites taches dissémi-
nées, ponctiformes, comme des piqures d'épingles, de
couleur rouge jaunâtre s'effaçant incomplètement à la
pression. Elles existent encore dans la région deltoï-
dienne des deux côtés.

Le même jour, nous recueillons 4 centimètres cubes de
sang dans une veine du pli du coude et pratiquons des
ensemencements.

Agglutination positive du bacille d'Eberth à 1/400.

9 janvier. — L'amélioration continue. Abaissement de
la courbe générale, crachats toujours rouillés. Pouls :
90; Respiration : 40; 2 selles diarrhéiques.

La céphalée, le point de côté, l'excitation ont tout à
fait cessé. Râles sous-crépitants de retour. V.... se déclare guéri et demande à manger.

10 janvier. — Les taches ponctiformes signalées sont
à peine perceptibles; taches rosées encore nettes. Pouls :
90; Respiration : 32; 2 selles diarrhéiques.

11 janvier. — (douzième jour de la maladie). Chûte
de la température. Pouls : 80; Respiration : 26; 3 selles.

Les râles sous-crépitants ont presque disparu; expecloration muco-purulente non teintée. Agglutination du bacille d'Eberth à 1/80.

12 janvier. — A partir de cette époque, apyrexie, sommeil normal, 2 ou 3 selles par jour. L'éruption ponctiforme a disparu complètement; les taches rosées persistent jusqu'au 15 janvier, date après laquelle on ne les trouve plus. Suppression des bains depuis le 13 janvier. Pouls : 75; Respiration : 20.

Le 13 janvier, séro-réaction de Widal positive à 1/100 le 15 janvier elle encore positive à 1/50.

Les cultures nous ont permis de mettre en évidence la présence simultanée, dans le sang, du bacille d'Eberth et du pneumocoque de Frænkel-Talamon.

OBSERVATION V

(Publiée par BUSQUET dans la *Revue de Médecine*, 1902)

Vir.... 1ᵉʳ Régiment de Zouaves, 22 ans, entre dans notre service le 9 janvier 1899, pour embarras gastrique fébrile. Cet homme, sans antécédents morbides, est malade depuis six jours (fièvre, céphalalgie, courbature générale, inappétence, insomnie et rêvasseries, épistaxis répétés depuis deux jours, diarrhée).

Il présente, en outre, une adynamie légère, des gargouillements dans la fosse iliaque droite, un léger météorisme du ventre, des taches rosées lenticulaires abondantes. La séro-réaction de Widal est positive à 1/80.

Diagnostic : Fièvre typhoïde.

Traitement : bains froids; toniques généraux.

10 janvier. — Légère amélioration dans l'état général. V... a dormi un peu: la diarrhée diminue. Céphalalgie intense. Pouls : 90; Respiration : 26.

11 janvier. — Dans l'après-midi, V... est pris d'un frisson violent, avec point de côté à gauche, dyspnée.

(Respiration : 38). Le visage est congestionné, toux, crachats rouillés. Les bains sont interrompus.

12 janvier. — A notre visite du matin, nous trouvons tous les signes d'une pneumonie franche de la base gauche (matité, diminution des vibrations thoraciques, point de côté, dyspnée considérable, toux, crachats rouillés, souffle intense aux deux temps de la respiration, râles sous-crépitants fins, bronchophonie). Pouls : 110 ; 6 selles diarrhéiques bilieuses.

Traitement : Injections de morphine au siège de la douleur, ventouses scarifiées, digitale, acétate d'ammoniaque, alcool, quinine.

13 janvier. — Insomnie, agitation, anxiété. Peu de modifications dans l'état local. Expectoration abondante de crachats rouillés. Pouls : 100 ; Respiration : 50 ; Agglutination positive à 1/800 du bacille d'Eberth. Même traitement ; lavements avec chloral, 2 grammes.

14 janvier. — Amélioration dans les symptômes pulmonaires. Le point de côté a presque complètement disparu pendant la nuit ; la dyspnée est moins intense. Respiration : 36. Râles sous-crépitants plus abondants aux deux temps de la respiration ; crachats rouillés ; bronchophonie moins nette. L'état général est peu modifié ; la température reste élevée, la dépression est très grande ; subdélire.

Une ponction est faite dans une veine du pli du coude ; 5 centimètres cubes de sang sont prélevés, puis ensemencés. Ils permettent d'isoler le bacille d'Eberth et le pneumocoque.

15 au 17 janvier. — Amélioration progressive dans l'état du poumon. Les crachats rouillés persistent cependant : ils sont très adhérents, renfermant surtout du pneumocoque en amas volumineux. Pas d'autres bacilles en quantité notable ou anormale.

Le 16 janvier, le souffle et le point de côté n'existent plus; râles de retour abondants. Le lendemain on constate l'agglutination positive du sang à l'égard du bacille d'Eberth à 1/100.

Pendant ces trois jours, dissociation très nette entre les symptômes dépendant du processus pneumopathique et les symptômes généraux habituels de la fièvre typhoïde. La stupeur est intense, le délire continue, diarrhée (12 selles). Pouls petit, rapide : 120.

Bruit du cœur : sourds, lointains, 2ᵉ temps, dédoublé à la base.

Les bains sont repris à 28°. Aussitôt on note une sédation marquée; le délire, l'agitation sont moins accusés, les selles moins abondantes. La température se maintient au-dessus de 39°.

23 janvier. — Jusqu'à ce jour l'amélioration avait progressé lentement, quand, sans raisons plausibles, brusquement, reparaît le point de côté à la base gauche. Il est accompagné d'un frisson qui dure peu; dyspnée. Pas d'expectoration. Râles crépitants fins en bouffées, souffle, bronchophonie. Les bains tièdes sont continués.

24 janvier. — Même tableau symptomatique. A six heures du soir, la température tombe, le point de côté diminue.

Une deuxième prise de sang est faite dans une veine du pli du coude; 4 centimètres cubes sont ensemencés. Seul, le bacille d'Eberth est retrouvé, alors que, dans les crachats, le pneumocoque abonde en gros amas.

25 janvier. — Le point de côté et le souffle disparaissent; quelques crachats rouillés. Insomnie, cinq selles. Pouls : 98; Respiration : 24.

26 janvier. — A partir de ce jour, tout rentre dans l'ordre. Les râles sont plus rares et plus gros; l'expec-

toration cesse, le sommeil redevient nomal. Le nombre des selles tombe à deux par jour. Le pouls est encore un peu rapide : 90. Respiration : 24.

29 janvier. — Le malade est en pleine convalescence.

La réaction de Widal avait été pratiquée avec succès le 20 janvier 1/300; le 22 janvier 1/20; le 24 janvier (1/300); le 27 janvier 1/50.

OBSERVATION VI

(VINAVER, Thèse de Paris, 1908)

B... Eugène, âgé de 12 ans ½, a été admis à l'hôpital des Enfants-malades, dans le service du Professeur Hutinel, le 29 septembre 1908. La mère nous a raconté que l'enfant, jusqu'à présent, toujours bien portant, a été pris brusquement de mal à la tête et au ventre, et il se plaignait d'une fatigue générale. Il n'y a pas eu d'épistaxis, pas de vomissements, mais la constipation était opiniâtre. On l'a mis au lit et on a fait venir un médecin qui a prescrit une purge et a promis de venir le lendemain, en disant qu'il ne peut pas pas se prononcer, pour le moment, sur la maladie. Le lendemain, le médecin inquiété par la forte fièvre et l'état grave du petit malade, l'a fait entrer à l'hôpital sans avoir précisé le diagnostic.

Le père et la mère de l'enfant sont bien portants, trois frères et une sœur bien portants. L'enfant est né à terme, la grossesse était normale, mais l'accouchement était difficile. Il était élevé au sein jusqu'à 9 mois; la première dent a apparu à 6 mois; il a commencé à marcher à 11 mois. Dans les antécédents, pas de maladie contagieuse, pas de convulsions, pas de coqueluche. Il n'a jamais toussé. Dans la famille et dans l'entourage, personne n'est malade et on n'a pas entendu parler de cas de fièvre typhoïde dans le quartier où habitent les parents du malade.

Examen : L'enfant est bien constitué, assez grand et bien développé pour son âge, bien tenu.

Pas de signes de rachitisme; pas de déformations osseuses, pas de polymicro adénopathies. Aux jambes, on relève quelques cicatrices anciennes. La peau est chaude et sèche, les taches rosées, recherchées avec soin, font défaut, pas de myadéïne. Le signe de Kerning est très net, sa recherche est douloureuse, mais il n'existe pas de raideur de la nuque. Les réflexes sont très affaiblis, mais ils existent. La pommette droite est rouge. L'enfant toussote par moments. Le ventre n'est ni ballonné, ni rétracté. La fosse iliaque droite n'est pas douloureuse à la palpation, par de gargouillement. Pouls : 100, légèrement dicrote, mais régulier. La respiration est peu gênée, 28 respirations à la minute. La langue est sèche, rôtie, rouge sur les bords et à la pointe.

Poumons : signes de Weil. Submatité du sommet droit, en avant; en arrière, la submatité de la région sus épineuse droite est moins nette. La respiration est rude au sommet droit et quelques râles fins. Dans le reste du poumon droit et dans le poumon gauche rien d'anormal. Rien au cœur.

Le foie n'est pas gros et ne déborde pas les fausses côtes. La rate ne paraît pas être hypertrophiée. L'urine est très chargée et ne contient pas d'albumine. La température : 39°8 le matin; 39°9 le soir.

Diagnostic : Pneumonie franche du sommet droit.

Régime lacté et bouillie.

30 septembre. — L'enfant est abattu et semble ne pas s'intéresser à ce qui se passe autour de lui. Il a passé une très mauvaise nuit; il était très agité. L'enfant crache abondamment, et tousse de temps en temps. La

respiration est plus fréquente qu'hier : 40 à la minute. Pouls : 108 et dicrote.

Un peu de raideur des muscles de la nuque mais le signe de Babinski est négatif. Sur le ventre, on aperçoit quelques taches rosées suspectes.

Poumon : mêmes signes d'auscultation et de percussion qu'hier. La respiration est plus soufflante au sommet droit. En arrière, rien de bien net : l'inspiration est plus humée et plus rude à droite qu'à gauche. Rien au cœur.

Le ventre est un peu ballonné. Une selle normale. La rate mesure 8 cm. × 6 cm. Temp. 39° matin ; 39° 6 soir. La cutiréaction et la réaction intradermique sont restées négatives.

Le diagnostic reste le même, mais on prend du sang pour un séro-diagnostic de **Widal**.

1er octobre. — La nuit a été meilleure. Le malade semble commencer sa défervescence. La température, 38° 2. Pouls : 102, le dicrotisme s'accentue. La rate grossit. La langue est sèche, bien typhique. Reflexes rotuliens abolis. La séro-réaction de **Widal** est positive à 1/150.

Poumons : en avant, sous la clavicule droite, la tonalité est plus haute à la percussion. La respiration est moins rude qu'hier. Quelques râles sous-crépitants fins. Le poumon gauche est normal. Rien au cœur.

En ce moment, il n'y a plus de doute, on est en présence d'une pneumotyphoïde. On ordonne des bains à 35° toutes les 3 heures, qu'on abaissera à 32° et même à 28° si la température dépasse 39°, compresses froides sur le ventre. Veiller sur l'intestin.

2 octobre. — La température, ce matin à 8 heures a été 36° 9 ; à 9 heures elle est à 37° 3. La nuit a été mauvaise. Plusieurs vomissements verdâtres. L'enfant a déliré. La selle est liquide, jaune. Le faciés n'est pas péritonéal. L'enfant n'a pas de hoquets. Le ventre est un

peu ballonné, mais souple; il est douloureux le matin; à l'heure de la visite, la douleur a disparu et l'enfant se laisse palper docilement. La matité hépatique n'a pas disparu. Le pouls est de 82 pulsations, ample, régulier.

Poumons : Respiration toujours un peu soufflante au sommet droit, sonorité moins haute à droite. Rien au cœur. Température : 36°9 matin; 38°2 soir.

Les urines ne contiennent pas d'albumine.

3 octobre. — Signe de Kerning moins marqué ; les reflexes rotuliens affaiblis. Les taches rosées persistent. Rien du côté du ventre.

Poumons : Respiration un peu soufflante au sommet droit, pas de différence de sonorité des deux côtés; pas de bronchite aux deux poumons. Température, 38° 2 matin, 39°4 soir.

4 octobre. — Il y a toujours une tendance au signe de Kerning. Rate toujours même volume; le foi déborde d'un travers de doigt les fausses côtes. Les symptômes pulmonaires ont disparu. Température 38° matin, 39°6 soir.

5 octobre. — Température, 37° 9 matin, 39° soir.

6 octobre. — La fièvre a tendance à descendre (14° jour de maladie). Pouls 100, franchement dicrote. Rate, 10 cm. × 6 cm.

7 octobre. — Température 37° 6 matin, 38° 6 soir. Urines sans albumine.

9 octobre. — Même état. Température 37° 5 matin, 38° 5 soir.

10 octobre. — L'enfant va de mieux en mieux.

Du 11 au 18 octobre. — Rien à noter. Sur la figure, eruption de pyodermite; à partir de ce moment l'enfant entre en convalescence.

23 octobre. — Crise urique. L'enfant a uriné 2 litres en 24 heures.

L'enfant est sorti de l'hôpital guéri.

OBSERVATION VII

Caussade et Milhit (résumée)

Il s'agit d'un cas de pneumonie au cours d'une fièvre typhoïde.

La malade, au début, paraît présenter des symptômes de péritonite, a 3 grammes d'albumine dans ses urines et le diagnostic de fièvre typhoïde n'est posé qu'assez tardivement, après un séro-diagnostic de Widal positif.

Au 13° jour seulement, apparaissent les premiers signes de pneumonie congestive ou pneumonie grippale et ce n'est que le dix-septième jour que paraissent des crachats rouillés numulaires.

A l'auscultation, à l'endroit où l'on avait noté, (base du poumon droit) de l'obscurité respiratoire dès le douzième jour, le malade se plaint d'un violent point de côté. Etat stationnaire jusqu'au vingt-unième jour.

Ce jour-là, survient à 9 heures du matin un gros frisson ; à midi, second frisson aussi intense que le premier, analogue à celui d'une pneumonie franche à son début. La fièvre qui oscillait depuis plusieurs jours autour de 38°, s'élève à 40°2.

A l'auscultation : râles crépitants fins, secs, brefs, égaux, éclatant par bouffées à la fin de l'inspiration.

Deux jours plus tard, (22° jour de la fièvre typhoïde), apparaît un souffle tubaire intense au point même où se trouvaient les râles crépitants. Pas d'expectoration. La fièvre tombe le lendemain (23° jour) à 38°, puis à 37°5. Le souffle tubaire disparaît. Il n'y a plus qne quelques traces d'albumine dans les urines. Pouls : 116. Arythmie et hypotension artérielle. Les râles crépitants **persistent.**

Vers le 26° jour de la fièvre typhoïde, la température remonte à 39° et même 40°. Cependant les signes stéthoscopiques se réduisent à quelques râles fins, muqueux, abondants, très mouillés. L'expectoration, de nummulaire est devenue gommeuse et peu abondante. Le rythme respiratoire est légèrement troublé. L'hypotension artérielle persiste. A ce moment, on pratique une ponction pulmonaire qui démontre la nature éberthienne de l'affection.

OBSERVATION VIII

Par Ardin-Delteil, Raynaud et Coudray, publiée dans le

Bulletin Médical (1911)

Danini Rina, 38 ans, italienne, femme de chambre, entre le 29 novembre 1910, salle Andral, avec le diagnotic de pneumonie.

La malade est arrivée à Alger, un mois avant, le 29 octobre 1910, venant de Marseille. Quelques jours après son arrivée, elle se sent fatiguée, moins vaillante moins portée à travailler. De temps à autre, elle a des céphalées passagères, de la constipation, mais pas de toux, pas d'expectoration.

L'appétit est d'ailleurs conservé, pas d'amaigrissement, pas d'insomnie.

Elle attribue ces symptômes à la fatigue du voyage et son état ne l'empêche pas d'entrer comme femme de chambre dans un hôtel de Mustapha-Supérieur. Elle y remplissait cet emploi, lorsque le 21 novembre au soir, elle éprouva en se couchant une violente céphalée persistante, accompagnée de courbature, de douleurs dans les articulations, de lassitude. Dans la journée elle est prise d'un « frisson solennel » qui dure deux à trois heures puis éprouve une sensation de chaleur bientôt accompagnée de transpirations abondantes. En même temps, douleur dans la fosse sous-épineuse droite Le lendemain, le point douloureux persiste. En outre la malade se met à tousser et à cracher. Cette expectoration reste peu abondante, n'a jamais été sanglante.

Ce même état persiste jusqu'au 28 novembre, jour où un médecin appelé porte le diagnostic de **pneumonie** et envoie la malade à l'hôpital.

Antérieurement, elle avait fait, plusieurs années auparavant, une broncho-pneumonie grave. Rien d'autre à signaler dans ses antécédents personnels ou héréditaires.

A son entrée , la malade se sent beaucoup mieux. L'état général paraît excellent. La température qui était très élevée les jours précédents est tombée à 37° 5.

Le pouls est assez rapide (100 pulsations à la minute). Elle a eu deux crachats muqueux, adhérents, légèrement rouillés.

Poumons. — Poumon gauche, en avant, respiration rude bronchitique, sibilants et ronchus; augmentation des vibrations.

En arrière. — même auscultation, avec matité légère, augmentation de vibrations.

Poumon droit. — **En avant,** même auscultation qu'à gauche.

En arrière. — **Au sommet,** respiration bronchitique, pas de changement de la sonorité.

Dans la fosse sous-épineuse : submatité, gros foyer de gros frottements et de quelques sous-crépitants : pas de souffle.

A la base. — Respiration bronchitique, sonorité normale.

Dans l'aisselle droite. — Matité, respiration soufflante vers le lobe moyen, quelques sous-crépitants fins.

En somme, bronchite généralisée, congestion pleuro-pulmonaire dans la fosse sous-épineuse droite. Hépatisation à sa fin dans l'aisselle droite, lobe moyen.

Cœur. — Rien à signaler. Bruits normaux, un peu rapides (100).

Appareil digestif. — Langue soufrée saburrale, épaisse, abdomen souple, pas de météorisme, pas de tâches rosées, constipation. Foie et rate : normaux.

Urines rares, hautes en couleur sédimenteuses, pas d'albumine.

Rien par ailleurs.

Traitement cardio-tonique.

30 novembre. — L'amélioration persite. La température qui était montée à 38° 7 est redescendue à la normale. L'état général est bon.

1er décembre. — Il s'est produit un changement considérable dans l'état de la malade. Elle a passé une mauvaise nuit ; n'a pas dormi et a eu, comme avant son entrée salle Andral, un délire ambulatoire qui l'a fait se lever à plusieurs reprises. Elle est faible, prostrée, lasse, anxieuse. Les pommettes sont colorées, la voix très enrouée. Le pouls est mou, petit, assez rapide, bat à 100 à la minute, irrégulier; pas de dicrotisme.

Le cœur est arythmique; il fait des faux pas fréquents. Le 1er bruit cependant est bien frappé, pas de bruits surajoutés. La température est à 38° 5 ; il n'y a pas de rémission matinale, comme les jours précédents.

La toux persiste, l'expectoration est plus abondante.

Poumons : en avant, au sommet droit, sonorité exagérée, vibrations exagérées, respiration bronchitique, râles sibilants et ronflants ; dans le reste du poumon, légère bronchite (quelques sibilants).

Poumon gauche. — Dans le poumon gauche : bronchite.

En arrière. — Dans la **fosse sous-épineuse droite :** submatité plus marquée avec vibrations exagérées, gros râles sous-crépitants aux deux temps de la respiration mêlés à de gros frottements secs, respiration soufflante, pas d'égophonie.

Dans l'aisselle D. — Les râles sous-crépitants sont plus secs, plus abondants. Le souffle est plus net. Dans le reste du poumon droit et dans tout le poumon gauche : bronchite.

Tube digestif. — Langue suburrale, épaisse, sèche, légèrement rôtie.

Taches suspectes, très rares à l'abdomen.

Abdomen souple, pas de météorisme, pas de douleur dans la fosse iliaque droite, pas de gargouillement. Constipation.

Foie et Rate : normaux.

Urines. — Assez abondantes (800 cc.), mais hautes en couleur, sédimenteuses. Elles ne contiennent pas d'albumine.

Révulsion au niveau du thorax. Stimulants, expectorants.

Le 2 décembre. — La prostration persiste. Il y a toujours de l'arythmie, mais moins marquée. Les battements du cœur sont moins rapides. Le premier bruit est bien frappé.

Poumon. — Atténuation des signes plus marquée dans la fosse sous-épineuse droite, les sous-crépitants ont diminué, il y a surtout des frottements pleuraux. Dans l'aisselle, expectoration soufflante.

Abdomen. — Les tâches suspectes persistent.

La température oscille en plateau autour de 40°.

En présence de la diminution des symptômes pul-

monaires, coïncidant avec l'aggravation de l'état général et l'apparition de tâches rosées on fait un séro-diagnostic de **Widal** ; il est positif au 1/100 après une demi-
heure.

Camphorate de pyramidon 0,05 centigrammes toutes
les 3 heures, (quand la température dépasse 38° 5) Car-
dio-toniques.

3 décembre. — La malade est plus calme, moins prostrée. Elle a pu dormir sous l'influence du pyramidon,
la courbe devient irrégulière. Sous celle du traitement,
le cœur se reprend, l'arythmie disparaît. La langue est
plus humide, quoique toujours saburrale.

On ensemence dans 250 cc. de bouillon 5 cc. de sang
pris dans une veine du pli du coude. En 24 heures, le
bouillon est troublé. On y trouve un bacille mobile qui
fut, par la suite identifié. (Il présente tous les caractères du bacille d'**Eberth**, morphologie, corolation, culture, agglutination).

En même temps, on fait une ponction du poumon. Le
liquide retiré, ensemencé, reste stérile.

7 décembre. — Dans la fosse sous-épineuse les râles
deviennent moins nombreux. La sonorité est plus franche. Toujours bronchite dans le reste du poumon.

Du 7 (XVI° jour de la maladie) au 20 (XXIX°) les symptômes restent les mêmes. Euphonie remarquable, diurèse
assez abondante, urines claires, peu chargées, sans albumine, diarrhée.

Température oscillant entre 38° et 39°, dépassant ra-
rement 39°. Pouls régulier, bien frappé, entre 90 et 96.
Rien au cœur, premier bruit bien frappé.

Sueurs profuses (dues au pyramidon).

La bronchite disparaît, mais dans la fosse sous-épineuse, en un point limité, de la dimension d'une petite
paume de main, persistent la submatité très légère, de

l'augmentation des vibrations et quelques râles encore humides.

Le 20. — La courbe tend à fléchir, les urines augmentent : de 1.000 à 1.200 elles passent à 2 et 3.000. Le pouls diminue de fréquence ; tombe de 100 à 72. La diarrhée a cessé.

Les signes pulmonaires persistent au même point. Les sous-crépitants ne sont plus perçus qu'à la fin de l'inspiration.

Le 23. — La malade entre en convalescence. Mais les signes pulmonaires persistent.

Le 4 janvier 1911. — L'auscultation révèle encore à droite, dans la fosse sous-épineuse, de la sonorité diminuée, des vibrations exagérées, de la rudesse respiratoire, un léger retentissement vocal, et quelques râles sous-crépitants fins, à la fin de l'inspiration.

En avant, la respiration est légèrement soufflante. Pas de bacilles de Koch dans les crachats.

Ces signes s'atténuent peu à peu. Le 14 janvier, ils ont disparu. La restitutio ad integrum est parfaite. La malade sort complètement guérie. Par la suite, nous l'avons revue (15 mai). Les sommets étaient nets. En revanche, elle présentait à l'avant-bras droit une légère périostite ayant déterminé la formation d'une petite tumeur de la grosseur d'une noix. Même tumeur à la jambe droite. Pointes de feu. Nous ne l'avons pas revue depuis.

CLINIQUE

Au point de vue clinique les pneumopathies typhoïdiques se présentent sous deux aspects bien différents : la pneumonie franche et la congestion avec splénisation et cette dernière peut elle-même présenter des signes de pleuro-pneumonie, ou ceux de la congestion pulmonaire ordinaire.

Come nous le prouvent les observations que nous publions au chapitre précédent et dont nous allons citer quelques passages ayant trait aux signes thoraciques de percussion et d'auscultation, la forme pneumonique franche peut être considérée comme la forme la plus fréquente au début de la pneumo-typhoïde, c'est le pneumo-typhus, et les formes congestives ou de splénisation se rencontrent plus fréquemment au cours ou au déclin de la fièvre typhoïde, mais ceci n'a rien d'exclusif.

Les cas de pneumonie franche initiale ont été certainement le plus fréquemment observés et ont été publiés par de nombreux auteurs — c'est la forme décrite par Dietl que nous avons transcrite dans l'historique — c'est aussi la forme que Lépine, de Lyon, définit ainsi : « C'est une pneumonie, d'ailleurs rare, qui marque le début de la fièvre typhoïde et dont les symptômes dépassent le plus souvent en intensité les symptômes gastro-intestinaux ; si bien que la détermination principale de la fièvre typhoïde semble se faire d'emblée sur le poumon plutôt que sur le tube digestif. »

Cette conception a d'ailleurs été très discutée et l'est encore.

En dehors de la pneumonie franche d'emblée, le tableau morbide peut d'abord être dominé par de simples symptômes de grippe.

Le malade présente du coryza, un peu d'angine, une toux qui se distingue par sa raucité, du larmoiement, inappétence, peu de fièvre les premiers jours.

A l'auscultation, léger engouement ; peu ou pas de signes anormaux à la percussion.

Au bout de deux à trois semaines, lorsqu'on supposait que la phlegmasie pulmonaire allait toucher à sa fin, l'hyperthermie s'établit et l'état typhique fait son apparition brusque, les taches rosées lenticulaires sont constatées et le malade fait sa fièvre typhoïde.

La meilleure description type de la pneumonie au début de la fièvre typhoïde, a été donnée par **Dietl** et rapportée par **Vinaver** dans sa thèse de 1908 ; nous la reproduisons en entier car elle est très justement clinique, bien que datant de cinquante-six ans :

« Il est des fièvres typhoïdes qui, dès les premiers jours, du troisième au cinquième, se présentent sous l'aspect de pneumonies dans lesquelles les phénomènes intestinaux et cutanés sont insignifiants ou nuls, comme si le processus intestinal se portait, en tout ou en partie, sur le poumon. Ces phénomènes attaquent les lobes inférieurs ; l'hépatisation est étendue, les signes physiques sont aussi nets que possible.

Ce sont les vrais pneumo-typhus, dans le sens clinique du mot, et ce sont ceux qui ont été décrits anciennement sous le nom de pneumonie typhique. Le diagnostic en est souvent difficile, quelquefois même impossible. Dans quelques cas, on voit apparaître un léger exanthème, en même temps que de la pneumonie ; d'autres fois l'exanthème ne survient qu'après.

Enfin dans quelques cas il y a absence complète

d'exanthème et le diagnostic n'est fait qu'à l'autopsie, et cela pas toujours. »

Pour **Brouardel** et **Tholnot**, le type de début est, de beaucoup, le plus fréquent, et ces auteurs le définissent ainsi :

Les symptômes de la fièvre typhoïde sont, d'abord, tout-à-fait à l'arrière plan, effacés par le processus pulmonaire plus bruyant; à son tour, plus tard, celui-ci passe au second plan et s'efface devant le processus typhoïdique nettement évident. »

C'est le cas de l'observation n° 1 de **Busquet,** c'est encore le cas de l'observation d'**Ardin-Delteil, Raynaud naud** et **Coudray.**

Mais nous avons vu dans l'observation d'**Ardin-Delteil** et **Rimbaud** une autre forme pulmonaire au début d'une fièvre typhoïde, c'est la forme congestive avec splénisation — forte fièvre, grand frisson, anorexie; 3 jours après l'entrée à l'hôpital apparition des symptômes typhoïdiques.

Ces trois formes cliniques doivent conserver, à notre avis, la dénomination de pneumo-typhus.

C'est encore le cas publié par **Vinaver** et que nous reproduisons in-extenso dans notre chapitre des observations : enfant de 12 ans entrant à l'hôpital des Enfants Malades avec des symptômes assez inquiétants mais flous. Malgré tout, on diagnostique une pneumonie franche; ce n'est que deux jours plus tard qu'apparaissent les symptômes typhiques qui font poser le diagnostic de pneumo-typhoïde.

Dans l'observation III (**Busquet**) le tableau clinique du début est celui d'une fièvre typhoïde normale. Ce n'est que quarante-huit heures après son entrée à l'hôpital que le malade est pris d'un violent frisson, point de côté et dypsnée. Le lendemain la pneumonie franche se déclare. C'est encore le cas du malade dont l'observation est rapportée par **Caussade** et **Milhit.**

Donc on pourrait résumer ainsi les formes cliniques des pneumopathies typhoïdiques :

1° Le pneumotyphus, présentant deux périodes : une période de pneumonie franche et une période typhoïde.

Dans ces cas, le début est brusque, solennel — on est en présence d'une pneumonie indiscutable;

2° Pneumonies du décours. — Le tableau clinique est moins net — ce sont des pneumonies plutôt congestives à type de pneumonie hypostatique, à début insidieux et à symptômes flous peu marqués généralement.

Dans le décours et même pendant une rechûte de la fièvre typhoïde on observe quelquefois des spléno-pneumonies.

Bouicli en cite un cas observé en 1896.

D'Auché Carrière nous avons un cas ayant débuté au cours d'une rechûte de fièvre typhoïde et ayant duré cinquante jours.

Méry et **Boboneix** en ont observé un cas inédit en 1887 dans le service du **Professeur Hutinel.**

Dernièrement M. le Professeur Ardin-Delteil en a observé un autre cas qui a été le sujet d'une de ses plus récentes leçons cliniques.

PATHOGENIE

Si l'on considère les formes de pneumopathies typhoïdiques selon les lésions anatomiques du poumon, on voit que ces formes vont du simple engouement, à la congestion et à l'hépatisation vraie.

Les formes congestives ou de splénisation sont plutôt observées dans le décours de la fièvre typhoïde, cependant, comme le montre l'observation I que nous publions cette forme peut s'observer au début d'une dothiénenterie.

Elles relèvent le plus souvent d'une infection Eberthieenne, mais on a pu voir le coli-bacille associé au diplocoque de **Talamon-Frænkel**.

Les formes d'hépatisation sont plutôt les formes du début; elles peuvent être dues au seul bacille d'**Eberth** mais, le plus souvent, on se trouve en présence d'une association microbienne. Cette association est généralement formée du bacille d'Eberth et de celui de **Talamon-Frænkel**.

La nature, comme l'étude clinique des pneumonies lobaires survenues au cours de la fièvre typhoïde et plus particulièrement la pneumonie initiale ou pneumotyphus a été très discutée de tous temps.

A ce sujet deux opinions sont en cours :

1° La pneumotyphoïde est due à l'association du bacille d'Eberth et du pneumocoque; c'est une **pneumopathie associée** — pneumococo-eberthienne.

Bien plus on s'est demandé si l'Eberth y joue un rôle actif et si le pneumocoque n'est pas l'agent actif unique; la pneumo-typhoïde n'étant, en somme, qu'une pneumonie précédant la dothiénenterie.

2° La pneumotyphoïde est une pneumopathie éberthienne, une localisation primitive du bacille d'Eberth.

Ces deux théories ont, chacune pour elles, des faits impressionnants et indiscutables.

Comment donc les concilier ? Pour cela, voyons les de plus près, examinons les tour à tour. Nous ne nous appuierons, d'ailleurs, que sur les observations les plus récentes.

Examinons, tout d'abord, la première hypothèse.

Le pneumotyphus est une pneumonie à pneumocoques. En faveur de cette hypothèse un nombre de faits assez considérable, et d'une valeur incontestable : **Polquière** le premier trouve, à l'autopsie d'un typhique, un poumon hépatisé rempli de pneumocoques.

Pour lui, au cours d'une dothiénenterie, le pneumocoque est seul responsable de la pneumonie, qu'elle soit, d'ailleurs, initiale ou tardive.

« Au cours d'une dothiénenterie, d'apparence bénigne, apparaît subitement une pneumonie à pneumocoques; dès l'apparition de cette deuxième affection, la face de la maladie change; la pneumonie absorbé en quelque sorte la scène et emporte le malade au bout de quelques jours. »

L'examen bactériologique démontre la présence du pneumocoque dans le poumon hépatisé.

Svehla, de Prague, a trouvé lui aussi le pneumocoque dans des coupes histologiques du poumon hépatisé chez un garçon de quatre ans qui avait succombé, au quinzième jour d'une fièvre typhoïde compliquée de diphtérie et de pneumonie.

Curshmann, par ponction exploratrice ramena toujours, dans des cas de pneumotyphoïdes, le diplococcus de Talamon-Frænkel.

Ribadeau-Dumas et **Blanc, Thiébeaux, Hadot** trouvent, eux aussi le pneumocoque par ponction exploratrice du poumon.

Pour **Chantemesse** la pneumotyphoïde n'est, le plus souvent, qu'une pneumonie ordinaire évoluant sur un terrain qui a subi l'invasion typhique. Quant à lui, il a toujours trouvé du pneumococcus et dans les cas où l'on obtenait dans les poumons hépatisés des typhiques des cultures du bacille d'Eberth, l'inoculation simultanée d'une parcelle de poumon à la souris déterminait sa mort par infection pneumococcique.

Netter partage cette opinion :

« La pneumotyphoïde a été regardée, par certains auteurs, dit-il, comme une maladie résultant de la localisation première du bacille d'Eberth sur le poumon. Mais les travaux récents ne permettent pas cette interprétation. Dans la pneumotyphoïde, il y a une pneumonie à pneumocoques; ceux-ci ont déterminé une infection qui peut, on le conçoit, précéder, accompagner ou suivre l'infection par le bacille d'Eberth. »

Certes ces faits ont une grande valeur et donnent à cette théorie une grande force.

Mais d'autres faits cliniques ont, à notre avis, une valeur égale et viennent apporter des éléments indiscutables à la thèse contraire, thèse qui fait du bacille d'Eberth le seul agent actif de la pneumotyphoïde.

Cette opinoin est celle de **Dietl,** reprise par **Gerhardt, Griésinger, Lépine, Potain, Grasset** et encore dernièrement par **Caussade** et **Milhit.**

Pour ces auteurs, le processus morbide localisé au poumon est bien dû à l'infection générale; la pneumonie est bien due au bacille typhique. Cette opinion, disons-nous, est basée sur un assez grand nombre de faits.

Chantemesse et **Widal, Foa** et **Bordoni, Uffenduzzi, Aristoumoff** trouvent, à l'autopsie, le bacille d'Eberth en cultures et en frottis.

Bruchi publie une observation dans laquelle la ponction du poumon donna des bacilles d'Eberth à l'état de pureté, en même temps que le séro-diagnostic affirmait la nature Eberthienne de l'infection générale. Ces deux constatations lui paraissent suffisantes pour affirmer que le bacille d'Eberth peut déterminer dans le poumon, à lui seul, des accidents simulant la pneumonie.

Ces pneumopathies spécifiques, affirme-t-il, reconnaissant comme unique agent pathogène le microbe de la fièvre typhoïde, peuvent revêtir des types cliniques multiples, jusqu'à en imposer pour une pneumonie, voire même pour la tuberculose.

Castaigne, dans un cas de pneumotyphoïde, trouve lui aussi du bacille d'Eberth et pas de pneumocoque.

Follener, dans une pneumonie lobaire survenue chez un enfant convalescent de fièvre typhoïde trouve le bacille d'Eberth dans les crachats, et les recherches faites pour déceler le pneumocoque sont restées négatives.

Recherches dans les crachats : pas de pneumocoques. Inoculations des crachats à la souris : négatives. Ces souris n'ont pas succombé à la septicémie pneumococcique. Leur sang ne contenait pas le moindre pneumocoque.

En Allemagne, des observations analogues ont été rapportées.

Valentoni a trouvé des bacilles d'Eberth dans un empyème chez un typhique.

Gloeser, à la Société Médicale de Berlin, a cité trois

cas de pneumonies lobaires chez des typhiques, où il a trouvé chaque fois le bacille d'Eberth.

Lévy, en 1904, a vu les bacilles d'Eberth en état de pureté dans les crachats d'un malade atteint de pneumotyphus.

Rau, toujours en Allemagne, a constaté la présence du bacille d'Eberth dans les crachats d'un malade atteint de pneumotyphus.

On ne peut être qu'impressionné par ces faits et ils nous paraissent indiscutables.

Des faits négatifs viennent, par leur caractère négatif même, leur donner aussi une grande valeur.

Ardin-Delteil, Raynaud et Coudray, dans une observation que nous avons déjà citée à propos des formes que peuvent revêtir les pneumopathies typhoïdiques ont eux ausi trouvé le bacille d'Eberth mais n'ont pu trouver le diplocoque de **Talamon-Frænkel.**

En somme ces deux ordres de faits que nous rapportons ont tous leur valeur et pourtant ils se détruisent.

Comment les concilier ?

Frænkel pensa y arriver en admettant que dans la pneumotyphoïde, il y a une association de microorganismes du bacille d'Eberth et du diplocoque de Talamon-Frænkel.

Le premier préparant le terrain en provoquant une congestion pulmonaire, mais c'est le pneumocoque seul qui est le véritable agent pathogène.

Busquet soutient, lui aussi, cette origine pneumococco-eberthienne dans le pneumo-typhus.

Ses observations bien étudiées, bien fouillées, surtout au point de vue bactériologique, nous semblent, elles aussi, de valeur indiscutable.

Nous avons donné, in-extenso, les observations de

cet auteur, observations sur lequelles il s'appuie pour conclure :

« La présence simultanée du bacille d'Eberth et du pneumocoque dans le sang des malades atteints de pneumotyphus nous paraît clairement indiquer que cette affection doit être attribuée à l'association de ces deux agents pathogènes.

.....Le processus pneumopathique est causé uniquement par le pneumocoque.

Il semble que dans ce groupement de deux types cliniques si éloignés par leurs caractères propres, c'est tantôt l'un, tantôt l'autre qui constitue la maladie première ou protopathie, le second se surajoute, deutéropathie.

Quant à la gravité de ces deux formes, l'une s'est montré bénigne et l'autre grave. »

De tout ce qui précède, et après avoir rendu un juste hommage à la valeur des raisons données pour chacune des trois doctrines on peut conclure que ces trois théories paraissent exactes, mais seulement si l'on veut bien ne pas voir dans chacune d'elles la seule qui soit bonne, aux dépens des deux autres.

Quant à nous, il nous semble que les faits rapportés dans chaque ordre d'idées ont été observés par des auteurs sérieux, appuyés sur des recherches consciencieuses et prêtant peu le flanc à la critique.

Pourquoi donc ne pas admettre que la pathogénie des pneumopathies typhoïdiques n'est pas univoque.

Pneumotyphus ne signifie plus, dès lors, nécessairement pneumococcie pure ou associée survenant au début de l'infection Eberthienne.

CONLUSIONS

Comme conclusions :

1° Les manifestations pulmonaires de la fièvre typhoïde (bronchite capillaire et broncho-pneumonie mises à part); peuvent apparaître à un moment quelconque de l'évolution de la fièvre typhoïde;

2° Nous proposerons, avec M. Ardin-Delteil, de les désigner, dans leur ensemble, sous le nom de **pneumopathies typhoïdiques;**

3° Il faut conserver la dénomination de **pneumotyphus** pour celles de ces pneumopathies marquant le début de la fièvre typhoïde.
Pneumotyphus est donc une appellation clinique qui s'applique indistinctement aux pneumonies et aux congestions pulmonaires initiales de la fièvre typhoïde;

4° Cliniquement, les **pneumopathies typhoïdiques,** qu'elles appartiennent au début de la fièvre typhoïde, qu'elles apparaissent au décours ou à la convalescence, revêtent soit, l'allure d'une pneumonie franche, soit celle d'une pneumonie congestive (congestion pneumonique de **Voillez**, congestion pleuro-pulmonaire de **Potain**) ou d'une spléno- pneumonie;

5° Pathogéniquement, ces pneumopathies sont dues à l'action isolée du bacille d'Eberth (**pneumopathies eberthiennes**) ou à l'association au bacille d'Eberth, d'agents secondaires, pneumocoque, sterptocoque, sta-phylocoque blanc, colibacille (**pneumopathies associées**).

Elles peuvent aussi être dues à l'intervention unique de l'un de ces agents, sans association avec le bacille d'Eberth (**pneumonie vraie**).

6° Les formes éberthiennes pures paraissent, clini-quement, être surtout congestives. Les formes à pneu-mocoque pur et les pneumopathies associées paraissent se rapprocher beaucoup de la pneumonie franche.

Dans les observations que nous publions, ces pneumo-pathies n'ont point paru aggraver le pronostic de la fièvre typhoïde.

Vu : *Le Président de la thèse,*
ARDIN-DELTEIL.

Vu : *Le Doyen,*
J. CURTILLET.

Vu et permis d'imprimer :
Alger, le 5 Janvier 1912.
Le Recteur,
E. ARDAILLON.

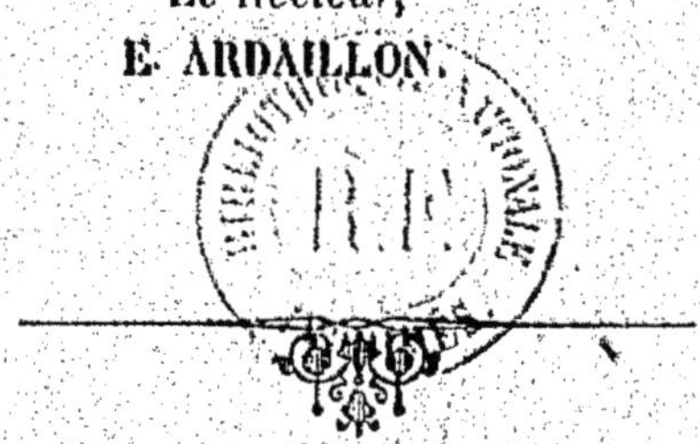

BIBLIOGRAPHIE

CHOMEL. — Clinique Médicale, p. 423.

GRISOLLE. — Traité de Pathologie interne, 1869.

— Traité de la Pneumonie, 1862.

GIBBES. — Of the typhoid pneumonia-américan. — Journal 1812.

HIRSCH. — Prager Vierteljahroche, 1853.

ROKITANSKY. — Hand. path. anat. 1842.

— Lehrbuch d'anat. path.

DIETL. — Zur diagnose ard thérapie der typhus, 1855.

TROUSSEAU. — Clinique de l'Hôtel Dieu.

KREMER. — V. Germain Sé Union Médicale, 1882.

GRIESINGER. — Traité des maladies infectieuses, 1877.

GERHARDT. — V. Longuet, Union Médicale, 1881.

POTAIN. — Dict. de Méd. et de thér. pratiques, J. XXXVI.

CASTEX. — Thèse de Paris, 1879.

LEPINE. — De la pneumotyphoïde. — Rev. de Méd., 1878.

— Union Médicale, 1883.

— Lyon Médical, 1882.

WAGNER. — Der Sogennante pneumotyphus.

GERHARDT. — Ueber pneumotyphoïd. Berlin, Klinisch. Voch., 1885

POLGUIÈRE. — Des infections secondaires, etc... — Thèse de Paris, 1887.

CHANTEMESSE et WIDAL. — V. Traité de Médecine de Brissaud-Bouchard, T. II., p. 131.

FOA et BORDONI UFFENDUZZI. — Riforma Médica, 1887.

ARISTOUMOFF. — Zur Frage ueber Eurstelman der typhose-pneumonie.

SVEHLA. — Contribution à la pathologie de la fièvre typhoïde et caractéristique du bacille d'Eberth. — Rev. des maladies de l'enfance, 1896.

CURSCHMANN. Nothnacq. Spécial. Path et Ther, 1898. — Unterleib-typhus.

RIBADEAU-DU- Fièvre typhoïde et pneumonie. — Société
MAS et BLANC de Piédiatrie de Paris, 1907.

THIEBAUX. Thèse de Nancy, 1904.

ARDIN-DELTEIL Pneumo-typhoïde et colibacille — Presse
et RIMBAUD. Médicale, n° 11. Février 1904.

WIDAL et RA- Localisation du bacille d'Eberth chez les ty-
VAUT. phoïdiques sur des organes préalable-
ment lésés. — Presse médicale, 1902.

COURMONT et Présence du bacille d'Eberth dans le sang
LESIEUR. des typhoïdiques. Soc. Méd. des Hôpitaux, 1902.

RATHENY. Pneumotyphus. — Presse médicale 1902.

GLASER. Sur la présence de bacilles typhiques dans
l'expectoration en cas d'affections pulmonaires survenant au cours d'une dothiénenterie — Soc. de Méd. int. de Berlin, 1902.

BOUICLI. Ann. Méd. Roumani, 1896.

AUCHÉ-CARRIÈ-
RE. Archives cliniques de Bordeaux, 1897, n° 9.

CHANTEMESSE Fièvre typhoïde. Traité de Médecine, Brissaud-Bouchard, T. II, p. 131.

NETTER. Maladies aiguës du poumon.

BRUHL. Pneumo-typhus. — Bacille d'Eberth dans
le poumon. — Gaz. hebd., 1897.

CASTAIGNE. Sur un cas de pneumotyphoïde avec séro-
réaction retardée. Gaz. hebd. 1897.

GLŒSER. Voir Deutsch méd. Wochensehr, 1904.

LEVY. Id.

BUSQUET. Contribution à l'étude de la pneumotyphoïde. Revue de Médecine, 1902.

FRÆNKEL. Deutch Méd. Wochench, 1899.

DIEULAFOY. Manuel de pathologie, 1908.

DELOZIÈRE. Thèse de Paris 1906

CAUSSADE et Archives générales de médecine et Société
MILHIT Médicale des Hôpitaux, 1910.

VINAVER Contribution à l'étude de la pneumotyphoïde chez les enfants. Thèse de Paris,
1908.

ARDIN-DELTEIL,
RAYNAUD et Un cas de pneumotyphus. Progrès médi-
COUDRAY. cal n° 24. Juin 1911.

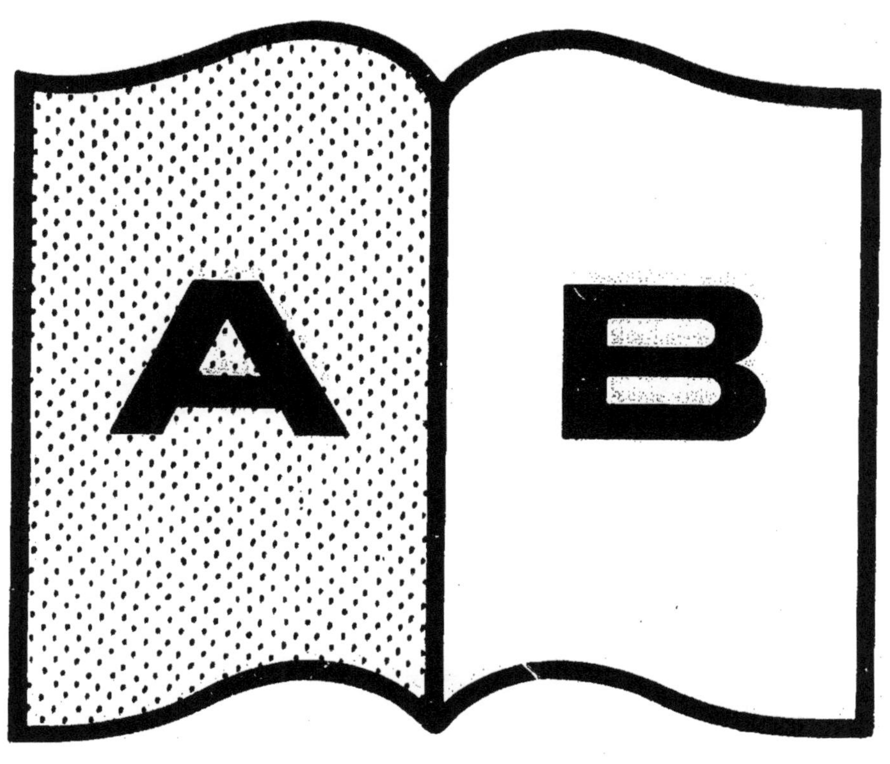

Contraste insuffisant

NF Z 43-120-14